ÉTUDE

SUR

LES PARALYSIES SECONDAIRES

ET LEUR TRAITEMENT

PAR LES EAUX DE LAMALOU L'ANCIEN

PAR

LE DOCTEUR F. CROS

Médecin-Inspecteur

Membre de la Société d'hydrologie médicale de Paris

Membre correspondant de la Société de médecine et de climatologie
de Nice

Ex - médecin de l'hospice de Bédarieux

Ex-interne des hôpitaux de Toulouse

> Les observations faites avec justesse,
> conduisent à des conclusions éga-
> lement justes.
>
> (ZIMMERMANN. *De l'Expérience.*)

PARIS

IMPRIMERIE F. LEVÉ

RUE CASSETTE. 17

—

1888

ÉTUDE

SUR

LES PARALYSIES SECONDAIRES

ET LEUR TRAITEMENT

PAR LES EAUX DE LAMALOU L'ANCIEN

PAR

LE DOCTEUR F. CROS

Médecin-Inspecteur

Membre de la Société d'hydrologie médicale de Paris

Membre correspondant de la Société de médecine et de climatologie
de Nice

Ex - médecin de l'hospice de Bédarieux

Ex-interne des hôpitaux de Toulouse

> Les observations faites avec justesse,
> conduisent à des conclusions éga-
> lement justes.
>
> (ZIMMERMANN. *De l'Expérience.*)

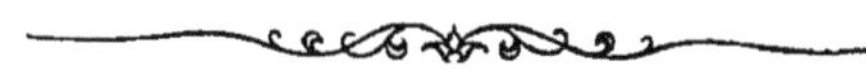

PARIS

IMPRIMERIE F. LEVÉ

RUE CASSETTE, 17

—

1888

ÉTUDE

SUR

LES PARALYSIES SECONDAIRES

ET LEUR TRAITEMENT

PAR LES EAUX DE LAMALOU L'ANCIEN

Parmi les paralysies qui atteignent l'organisme, il est toute une classe de ces affections, qui, n'intéressant le système nerveux que d'une manière secondaire, et consécutivement à d'autres affections aiguës ou chroniques, finissent quelquefois par occuper la première place, après que la maladie préexistante a disparu.

Ces paralysies, qui ont successivement reçu le nom de *diffuses*, *essentielles*, *asthéniques*, *reflexes*, *sympathiques*, *consécutives* aux affections aiguës, etc., etc., selon que les auteurs qui les ont étudiées ont voulu marquer l'idée qu'ils se sont faite de ces troubles paralytiques, apparaissent ou pendant la convalescence d'une maladie grave, ou sont une expression de la maladie en évolution, tandis que d'autres ont pour point de départ une partie lésée de la périphérie nerveuse et pour siège une partie éloignée de cette même périphérie.

Elles se présentent, selon l'heureuse expression de Landouzy (1), « comme l'épilogue d'une fable », et

---

(1) *Thèse pour l'agrégation*, Paris, 1880. — L. Landouzy.

se rattachent à l'affection préexistante par les mêmes liens, qui, dans l'apologue, joignent le sujet principal à la moralité qui en découle. Mais de même que l'énoncé de la fable s'oublie souvent pour ne laisser dans le souvenir que l'adage qui la termine, de même aussi les troubles nerveux prennent si bien possession de l'organisme, qu'ils restent seuls en face de l'observateur, et que la cause qui les a produits disparaît devant les symptômes actuels.

Ces akinésies considérées, pour la plupart du moins, comme essentielles, et provoquées soit par l'épuisement nerveux, par la débilitation extrême des convalescents, par une espèce d'adultération sanguine due à la maladie initiale, sont rattachées aujourd'hui à une lésion médullaire, à une altération de l'axe cérébro-spinal, soit que la lésion se soit produite spontanément, soit qu'elle ait cheminé par propagation d'une lésion périphérique jusqu'aux racines centrales.

La production spontanée de la lésion, étant le fait des maladies virulentes, typhus, variole, dysenterie, fièvres pernicieuses, diphtérie, etc., l'envahissement progressif, ou par propagation, caractériserait plutôt les paralysies d'origine viscérale.

La division qui semblerait s'imposer entre ces deux espèces de paralysies, les premières dues à l'influence d'un virus, à l'imprégnation de tout l'organisme par des agents morbides et paralysigènes, déterminant des altérations particulières d'abord, localisées ensuite, et se fixant sur les points d'origine des nerfs ; les secondes partant d'un organe lésé, d'une irritation périphérique, et se propageant, par voisinage et relations nerveuses, jusqu'à la moelle

elle-même, n'offrirait d'intérêt qu'au point de vue du pronostic ; celles-ci étant d'une guérison plus difficile que celles-là.

Au point de vue du diagnostic, l'anamnèse joue dans les unes le principal rôle ; le malade qui vient d'avoir une fièvre typhoïde, une angine couenneuse, etc. rapporte à la maladie passée les phénomènes actuels.

Il devient plus obscur dans les paralysies d'origine viscérale ; et la question de savoir si une lésion spinale existait primitivement et n'a été pour ainsi dire mise en jeu que par l'affection aiguë, ou bien si elle a été provoquée par elle, est entourée de grandes difficultés.

« Pour qui sait bien voir, a pu dire avec justesse le professeur Jaccoud, « affection urinaire et para- « lysie ne sont souvent que les effets d'une même « cause, d'une myélite ».

« Les paralysies réflexes, avec lésions des viscères, « des reins, de la vessie, relèvent souvent des lésions « de la moelle épinière, et dans nombre de cas, le « rapport des choses a été renversé et méconnu, la « lésion de la moelle avait provoqué celle des reins. » Ces dernières lignes, empruntées au professeur Vulpian, font bien ressortir la difficulté du diagnostic qui entoure ces affections, et la prudence que l'on doit apporter dans la sélection des observations. Nul doute qu'il ne se soit produit en matière de paraplégie urinaire ce qui se passait avant que Duchesne de Boulogne n'eût décrit l'ataxie locomotrice, avant que Charcot et l'école de la Salpêtrière n'en eussent découvert la lésion, et où les troubles oculaires, les crises gastriques, les douleurs fulgurantes, les ar-

thropathies, etc., etc., phénomènes du début, ne fus-
sent attribués à des maladies tout autres que le
tabes dorsalis.

Malgré ces difficultés, l'origine des paralysies
d'origine viscérale est bien reconnue, et l'on peut en
fournir des observations indiscutables.

Mais quel que soit le mode de formation de ces
akinésies, il paraît indispensable qu'il y ait déjà un
terrain préparé, une idiosyncrasie, qui favorise le
développement de ces affections secondaires et qui
en perpétue l'existence.

Parmi les causes occasionnelles qui prédisposent à
l'éclosion des paralysies secondaires, nous notons,
dans nos observations, les diathèses rhumatismale
et goutteuse, la syphilis, l'impaludisme, les excès
de toutes sortes, toutes causes qui placent l'organisme dans un état d'infériorité relative.

Les observations, que nous avons groupées
pour servir de base à cette étude, en sont un
exemple frappant ; nous nous arrêterons à chacune
d'elles, en en faisant ressortir les diverses particula-
rités.

Nous avons laissé de côté, dans ce travail, les
paralysies consécutives à la syphilis, et aussi les
paralysies hystériques qui forment des classes bien
distinctes, et doivent être particulièrement étudiées.

Quant au traitement thermal employé après
l'épuisement des ressources thérapeutiques, nous
verrons, après chaque observation, comment il a été
employé et les résultats que chaque malade en a
obtenus.

PREMIÈRE OBSERVATION. — Paralysie hémiplégique consécutive à une fièvre typhoïde.

X..., employé de commerce à Paris, 31 ans. Tempérament lymphatique, constitution affaiblie; hérédité rhumatismale maternelle, et goutteuse du côté du père. Enfance maladive et strumeuse, indemne de syphilis. En 1880, fièvre typhoïde qui a présenté une forme adynamique grave; durée, 2 mois environ; à sa première sortie il contracte un refroidissement suivi d'une bronchite qui dure un mois. La terminaison de cette dernière affection est marquée par un affaiblissement des membres inférieurs, surtout dans la jambe droite. En même temps, il est sujet aux vertiges et ces divers phénomènes sont mis sur le compte de l'anémie. Une médication tonique et reconstituante est instituée, mais sans succès. La faiblesse des jambes s'accuse de plus en plus, avec crampes et contractions quand il essaye de marcher longtemps. Douleurs vives dans le mollet droit; sensibilité normale partout. Il se tient debout les yeux fermés sans vaciller, mais en s'inclinant vers la droite. La marche devient de plus en plus impossible. La vessie est paresseuse ainsi que le rectum. L'appétit est bon, les digestions faciles. Les réflexes rotuliens sont exagérés, surtout à droite.

En 1881 et 1882, les symptômes parétiques s'accusent de plus en plus malgré divers traitements. Il est envoyé à Lamalou.

PREMIÈRE SAISON, *septembre* 1882. — 22 bains de piscine tempérée à 32° c.; 15 douches sur les jambes à 40° c. Eau de Capus et eau de Lavernière en boisson.

Résultat immédiat faible. Après 15 jours de repos, amélioration notable qui dure 2 mois, puis retour des principaux symptômes.

2ᵉ ET 3ᵉ SAISONS, *en mai et septembre* 1883. — Même traitement. Amélioration considérable qui dure tout l'hiver.

En 1884. — 2 saisons qui assurent la guérison. X... marche avec plus de facilité et plus longtemps; la vessie et le rectum fonctionnent normalement. Les réflexes rotuliens sont moins exagérés. Il reprend son commerce et n'est plus revu.

2° OBSERVATION. — Paralysie infantile avec atrophie musculaire consécutive à une fièvre typhoïde.

C..., 12 ans. Tempérament lymphatique, constitution délicate; mère bien portante. Père alcoolique par suite de son état (marchand de vins). Enfance relativement bonne. En 1881, fièvre typhoïde grave avec délire et convulsions, convalescence longue. Quand on essaye de le lever, il ne tient pas debout et ne peut avancer ses jambes. Atrophie des muscles de la cuisse et des mollets. Un traitement par l'électricité est institué qui donne de bons résultats ; mais la marche n'est possible qu'avec deux béquilles, et l'atrophie, quoique moindre, persiste encore. Il est envoyé à Lamalou en 1881 dans cet état, avec la sensibilité normale partout, les réflexes rotuliens légèrement exagérés ; les autres organes fonctionnant régulièrement.

Traitement : 21 bains de piscine à 34°. Douches écossaises sur les parties atrophiées. Eau de Capus en boisson.

Après cette première cure, le petit malade marche sans béquilles ; ses mouvements sont plus faciles et ses muscles reprennent du volume.

Trois saisons consécutives donnent une guérison à peu près complète ; il ne reste qu'une légère atrophie et un balancement de hanches quand il marche.

Ces deux premières observations de paralysies consécutives à la fièvre typhoïde, et survenues pendant la convalescence, qui chez le premier malade avait déjà été entravée par une bronchite intercurrente, sont un exemple des troubles nerveux qui compliquent la fin de cette redoutable affection.

D'habitude les modifications organiques et fonctionnelles se manifestent par des vertiges, de l'affaiblissement intellectuel, de la surdité, des paralysies partielles, etc., etc. ; dans ces deux cas, il y a eu un pas de plus de fait du côté de l'ébranlement nerveux, et des lésions probables se sont produites du côté du système cérébro-spinal.

D'ailleurs, les deux sujets présentaient un terrain préparé pour le développement d'un germe morbide. Le premier, héréditairement diathésique du côté des deux ascendants, ayant eu une enfance maladive et strumeuse, était particulièrement disposé à subir des influences paralysigènes. Chez lui la paraplégie était presque complète, la vessie et le rectum participant à la parésie des membres inférieurs, ce qui est rare dans les paralysies secondaires. Il y a lieu pourtant de faire exception pour la fièvre typhoïde dont on connaît la prédilection particulière pour la vessie. La rétention d'urine est déjà fréquente dans la période d'état ; dans ce cas, elle avait persisté, accompagnée de paresse rectale, ce qui prouverait combien le processus morbide avait profondément atteint l'origine des derniers nerfs spinaux.

Chez le jeune enfant qui fait le sujet de la deuxième observation, l'invasion parétique s'explique par sa jeunesse même, les troubles cérébro-spinaux compliquant les moindres maladies de l'enfance. Chez celui-ci il y a en plus des phénomènes d'atrophie musculaire indiquant une lésion des cornes antérieures ; ce dernier symptôme a été le plus long à disparaître, et quoique ces accidents amyotrophiques aient été considérés par les auteurs comme une conséquence directe de la maladie et dépendant d'un défaut de nutrition ayant amené l'altération des fibres musculaires, leur persistance et leur durée permettent de supposer l'envahissement du tissu médullaire par un processus morbide.

Ces deux malades ont guéri, le premier complètement, et l'atrophie légère qui persistait encore chez l'enfant pourra céder aux progrès de l'âge et à des exercices bien employés.

3e OBSERVATION. — Paraplégie consécutive à une diathèse rhumatismale et à une fièvre pernicieuse.

X..., 30 ans. Employé du chemin de fer du Midi. Tempérament bilioso-sanguin. Constitution forte. Hérédité rhumatismale paternelle ; a eu deux rhumatismes généraux à 18 et 22 ans. Il habite successivement la Camargue, puis Nîmes et Cette, travaillant dans un bureau humide et chargé d'un service de nuit très fatigant. En 1878, il contracte une diarrhée opiniâtre qui revient de temps à autre ; en 1879, une fièvre pernicieuse avec accès intermittents, délire et symptômes adynamiques. Il guérit par la quinine à haute dose, mais la convalescence est marquée par une paraplégie complète. La station debout est impossible, les jambes fléchissent sous lui, la vessie et le rectum ne fonctionnent plus. Deux mois après, une légère amélioration se produit et il est envoyé à Lamalou.

Le malade se soutient avec deux béquilles, avance les pieds en labourant le sol et butant au moindre obstacle. Les pieds sont froids et infiltrés, les réflexes rotuliens exagérés des deux côtés, la sensibilité normale. Couché, le malade peut mouvoir ses jambes.

Traitement : 39 bains de piscine à 34°. Eau de Capus en boisson. Il ne peut supporter les douches qui produisent des douleurs. Amélioration générale après ce traitement. Repris en 1881 pendant deux fois avec douches chaudes qui sont bien supportées, ce malade laisse ses béquilles, assure sa marche et peut faire quelques promenades. La vessie et le rectum fonctionnent mieux. Sa guérison est définitive après deux autres saisons en 1882. Revu les années suivantes dans un très bon état.

4e OBSERVATION. — Symptômes paraplégiques consécutifs à une dyssenterie chronique.

X..., 55 ans, magistrat. Tempérament bilioso-nerveux. Constitution affaiblie. Pas d'hérédité ni affections antérieures. Habite les Antilles depuis 1870. Après six années de séjour, il fut pris d'une diarrhée opiniâtre qui se transforma bientôt en dyssenterie avec tenesme et selles sanguinolentes. Malgré tous les remèdes employés, cette affection résista et M. X... dut revenir en France ; le changement de climat améliora sa situation. Les nécessités du service le ramènent à la Guadeloupe. Il y est repris des mêmes symptômes qui se compliquent bientôt de fourmillements dans les jambes avec douleurs dans les genoux. La marche devient de plus en plus pénible, les jambes fléchissent tout à coup. Le rectum déjà malade ne peut plus retenir les matières ; sous l'influence d'un traitement énergique, il obtient un peu de mieux et revient à Paris, d'où il est adressé à Lamalou. Il arrive très affaibli, anémié, présentant encore des fourmillements dans les pieds et une très grande difficulté à se tenir debout. Les réflexes rotuliens sont exagérés ; hyperesthésie des membres inférieurs. La dyssenterie s'arrête quelques jours et reparaît ensuite.

Le traitement est ainsi institué : bain tempéré tous les matins à 32° de 15 minutes. Eau de Capus en boisson avec sirop de Ratania. Pilules de nitrate d'argent à 0,01 chaque. Ce malade reste un mois à Lamalou et prend 20 bains et nous quitte amélioré. Les intervalles de repos dysentériques sont plus longs, l'appétit est meilleur, les digestions plus faciles et les forces reviennent. Il accomplit sans fatigue quelques promenades. Je conseille une deuxième saison au mois de septembre, mais il désire revenir à son poste pour ne pas perdre ses droits à la retraite. Je ne l'ai pas revu depuis, et je regrette que cette observation reste inachevée. L'amélioration produite par une première saison thermale méritait d'être signalée, de même que les débuts de cette paraplégie consécutive à une dyssenterie.

J'ai tenu à rapprocher ces deux observations de paralysie secondaire qui, quoique n'ayant pas la même origine, ont pourtant quelques points communs. L'influence maremmatique, qui a occasionné les troubles du premier malade, peut être rapprochée de celle qui sous les latitudes chaudes a produit les phénomènes du second. Tous deux étaient imprégnés d'un virus paludéen qui dans nos pays se manifeste par des fièvres intermittentes et des accès pernicieux, et dans les colonies par des dyssenteries incoercibles; virus qui a fait ensuite élection sur la moelle, envahissant la substance grise, fusant peu à peu partout, adultérant le névraxe et donnant lieu à des troubles trophiques qui se trahissent dès lors par un ensemble de perversions motrices, sensitives, ou vaso-motrices que nos malades ont successivement présenté.

Le premier d'entre eux a parfaitement guéri.

L'amélioration primordiale du second aura-t-elle continué, et la seule saison qu'il a faite à Lamalou aura-t-elle suffi pour arrêter les symptômes parétiques ? Il est permis d'en douter, surtout avec le retour dans la Guadeloupe.

Cette observation méritait pourtant d'être signalée, tant à cause du résultat acquis que de la rareté de la paraplégie succédant à la dyssenterie.

5ᵉ OBSERVATION. — Paralysie secondaire succédant à une angine dipthéritique.

X..., 32 ans, marchand de vins. Tempérament sanguin, constitution robuste, sans affections antérieures ni héréditaires. En 1877, angine pseudo-membraneuse contractée en restant dans sa cave le corps en sueur. Guéri par des cautérisations, des gargarismes, l'application de sangsues, etc. Quinze jours après il reprend son travail, gardant encore de la difficulté de déglutition et de langage. Il peut à peine siffler ou souffler une bougie. Anesthésie des joues. Peu à peu il éprouve des fourmillements et des lourdeurs dans les doigts remontant jusqu'au coude, il ne saisit pas les petits objets et laisse échapper les gros qu'il tient à la main ; les jambes se prennent à leur tour, la marche devient pénible, et devant l'insuffisance du traitement orinaire il est envoyé à Lamalou. A son arrivée il marche encore en traînant les pieds. Anesthésie de la face palmaire s'étendant en arrière vers les mollets. Les réflexes rotuliens sont exagérés, les membres supérieurs dans l'état ci-dessus. Fonctions générales normales.

Traitement : 21 bains de piscine à 34°. 12 douches en jet sur les jambes et les bras. Eau de Capus en boisson, retour rapide à la santé ; dès le troisième bain, il y a une amélioration qui augmente jusqu'à la fin du traitement. Revu guéri deux années de suite.

6ᵉ OBSERVATION. — Paralysie consécutive à une angine diphtéritique.

M..., 28 ans, commis négociant, à Bordeaux. Tempérament sanguin, constitution bonne. Pas d'affections antécédentes. Hérédité rhumatismale paternelle. En juin 1879, à la suite d'une promenade à la campagne pendant laquelle il supporta une averse, il fut pris le lendemain de frissons, courbature et mal de gorge. Il raconte qu'il fut cautérisé plusieurs fois et qu'après les gargarismes il rejetait une grande quantité de *peaux*. Au bout de 20 jours il rentre dans son magasin, tout en conservant une gêne considérable dans la déglutition. Le potage et les boissons s'avalent avec peine et sont régurgités par le nez. La voix reste nasonnée. En même temps il éprouve de la faiblesse dans les ambes, des fourmillements dans les pieds, une diminution de sensibilité. A tout instant il est obligé de s'asseoir, monte difficilement les escaliers. La locomotion devenant impossible, il quitte son magasin et garde deux mois le lit. Traité sans succès par des frictions, des vésicatoires, des bains sulfureux, il est envoyé à Lamalou l'Ancien en septembre 1879. A part les symptômes parétiques du côté des membres inférieurs, la santé générale est bonne, la vessie et le rectum sont à l'état normal, les phénomènes pharyngiens ont disparu. Il est conduit aux bains en petite voiture.

Traitement : 35 bains de piscine à 35°, 18 douches en jet sur les jambes. Eau de Capus et de Lavernière en boisson. Vers le milieu du traitement l'amélioration se dessine ; la station debout est impossible, il essaye même quelques pas ; à la fin, il entre en convalescence et nous quitte très amélioré. Revenu en 1880, deux fois il a repris son travail et, après deux autres saisons, pendant lesquelles sa guérison ne s'est pas démentie, il ne revient plus.

7ᵉ OBSERVATION. — Paralysie consécutive à une diphtérie généralisée (1).

Enfant de 3 ans, lymphatique mais bien constitué, atteint depuis deux mois d'une sécrétion séro-purulente derrière l'oreille gauche. Cette sécrétion était survenue à la suite d'un refroidissement, et tandis qu'une épidémie de croup régnant dans le village avait fait plusieurs victimes. Au bout de quelques jours, sans autre cause qu'une production pultacée sur la piaie, il se produit une déviation de la commissure labrale droite, ainsi qu'une faiblesse progressive dans cette partie du corps ; impossibilité de soutenir la tête qui penche tantôt en avant, tantôt sur l'épaule du même côté. Il survient en outre, une toux spasmodique, du bégaiement, de la difficulté pour avaler les liquides qui refluent par les narines, voix nasonnée, etc. Cet enfant accusait encore des douleurs dans la tête et dans les jambes qui ne peuvent supporter le poids du corps.

Dès le 9ᵉ bain la toux cède, l'enfant peut boire et souffler une bougie, il reprend son timbre de voix et commence à marcher seul. Guérison complète au départ, elle ne s'est pas démentie.

8ᵉ OBSERVATION. — Paralysie consécutive à une diphtérie généralisée.

X..., ménagère, 26 ans, assez forte quoique scrofuleuse (mani-

---

(1) Cette observation et la suivante sont empruntées à l'*Étude sur Lamalou l'Ancien*, du Dʳ Privat.

festations oculaires). Il y a 3 mois, atteinte de la blépharite elle applique un vésicatoire au bras. Une épidémie du croup régnait dans son quartier, et, malgré son vésicatoire en pleine sécrétion, elle passe la nuit à soigner des enfants. Au bout de deux jours la plaie de son vésicatoire devient douloureuse avec productions pultacées. Cet état persiste pendant six semaines, résistant à tous les moyens thérapeutiques. En ce moment et alors que le mal tendait à diminuer, la malade se voit atteinte d'un affaiblissement de la vue, du goût, et de l'ouïe ; embarras progressif de la langue, impossibilité d'avaler les liquides ; la faiblesse gagne les quatre membres qui deviennent paralysés ; il n'y reste que des fourmillements.

Incontinence d'urine ; sentiment de chaleur intolérable aux mains et aux pieds : arrivée à Lamalou dans cet état, son mari la porte dans la piscine.

Après le 8ᵉ bain, cette femme peut déjà aller de sa chambre au bain en s'appuyant sur le bras de son mari ; après 18 bains la guérison était complète et s'est depuis bien soutenue.

Les paralysies diphtéritiques qui avaient servi de base au classement des paralysies *sine materia* et qui formaient le type des *asthéniques* de Gubler, sont reconnues aujourd'hui, après les travaux de Charcot, Vulpian, Déjerine, Pierret, etc., comme provoquées par une lésion dans les racines antérieures, due à une altération médullaire de nature inflammatoire (1). Cette opinion expliquerait les phénomènes présentés par les sujets des observations 5, 6, 7, tandis que le jeune enfant (obs. 8) présenterait les symptômes attribués par Pierret et Sainclair (2), son élève, à une lésion de méningite disséminée. Quoiqu'il en soit de ces explications diverses, on ne peut méconnaître l'existence d'un processus morbide se fixant sur les origines du systèmes nerveux.

---

(1) Déjerine. — *Recherches sur les lésions du système nerveux dans les paralysies diphtéritiques*. Paris 1878.

(2) *Contribution à l'étude de la pathogénie des paralysies diphtéritiques*. — Sainclair. Thèses de Lyon 1879.

Ces malades ont guéri tous les quatre, corroborant l'opinion des auteurs qui affirment la guérison dans ces sortes d'affections. « Habituellement la paralysie dipthéritique ne laisse pas après elle de suites fâcheuses ; la guérison en est la règle (1). » La règle absolue, non sans doute, puisque l'on cite des cas de mort, soit par asphyxie, soit par faiblesse ; dans tous les cas, il y a toujours danger à laisser établir sur une région aussi importante de l'organisme une modification morbide telle qu'il peut en résulter des conséquences fâcheuses et durables. Nous reviendrons sur l'action thermale qui a produit de si heureux résultats.

9e OBSERVATION. — Paralysie consécutive à une affection génito-urinaire.

X..., 41 ans, rentier, tempérament nerveux, constitution bonne, ne présente aucune affection héréditaire, et comme antécédents une simple blennorrhagie, guérie il y a 15 à 20 ans par les balsamiques et les injections astringentes. Début il y a un an par un retrécissement de l'urèthre qui existait déjà, mais qui devenait de plus en plus gênant et qui nécessita quelques séances de cathétérisme, de dilatation, et se termina par l'uréthrotomie. Chacune des séances primitives avait été suivie par un accès de fièvre urinaire, que l'opération vint encore augmenter, et qui malgré l'usage prolongé du sulfate de quinine persiste encore aujourd'hui. Après l'opération, cystite, urines troubles, sanguinolentes pendant près d'un mois. Depuis cette époque, affaiblissement progressif de la force musculaire dans les membres inférieurs, surtout à gauche ; la marche devient difficile, les pieds traînent, labourent le sol et le moindre obstacle le fait tomber. Il monte difficilement les escaliers et n'y parvient qu'en faisant décrire un cercle à sa jambe et en se penchant du côté opposé. Pas de douleurs, sensibilité normale. Réflexes rotuliens exagérés des deux côtés, plus à gauche qu'à droite. Paresse de la vessie et du rectum. Les garderobes ne s'obtiennent qu'à l'aide d'un purgatif quotidien. La vessie ne se vide jamais complètement ;

---

(1) Landouzy, *loc. cit.*

l'urine reste trouble et ammoniacale. Les accès de fièvre reviennent encore deux ou trois fois par semaine et débutent par une douleur dans les poignets allant jusqu'au coude, et suivie d'une sueur profuse de ces deux parties d'abord, de tout le corps ensuite.

Une amélioration se produit du 1er au 10e bain pris à 32° et accompagné de douches chaudes sur les jambes : en boisson eau de Capus et de Lavernière. Après le 11e bain et jusqu'à la fin du traitement, arrêté au 18e, le malade revient dans le même état et désire quitter la station. Malgré sa promesse il n'est pas revenu.

10° OBSERVATION. — Paralysie consécutive à une affection vésicale.

X..., 42 ans, entreprenenr. Tempérament très nerveux, constitution bonne, hérédité rhumatismale. Excès de jeunesse, blennorrhagies fréquentes traitées par les balsamiques et les injections au nitrate d'argent. Dix ans après, cystite aiguë avec faiblesse des organes génito-urinaires. L'affection passe à l'état chroniqne et est suivie de douleurs dans les membres inférieurs, avec sensation d'engourdissement et de faiblesse ; cet état augmente de plus en plus. Les douleurs se fixent sur la région lombaire et se propagent jusqu'aux jambes en suivant le trajet des sciatiques. Il marche courbé en deux, se fatigue vite et perd la sensibilité plantaire. Le marche devenant de plus en plus impossible, il est envoyé à Lamalou l'Ancien.

Traitement : 24 bains de piscine à 34°; douches chaudes sur les jambes. Eau de Lavernière en boisson. Amélioration légère du côté de la parésie des jambes, plus sensible du côté de la vessie. Après une 2e saison la vessie est guérie, mais il reste une difficulté pour marcher, la douleur lombaire a disparu. Le malade pense revenir encore à Lamalou.

Si les paralysie diphtéritiques ont donné lieu à la théorie des paralysies essentielles et asthéniques, celles qui dérivent des affections vésicales ont conduit à la théorie de la *névrite ascendante*. De toutes les autres qui ont été émises à ce sujet, celle-ci est la seule que l'expérimentation physiologique et l'observation des faits cliniques ont nettement démontrée. La manière dont les phénomènes se produisent a été parfaitement résumée en quelques lignes par M. Talamon : « Sous l'influence d'une excitation partie de la périphérie, que cette excitation soit violente mais brusque, ou faible mais prolongée, qu'elle vienne de la périphérie des nerfs cérébro-rachidiens, ou de la périphérie des nerfs viscéraux, il se produit dans la substance grise des lésions encore inconnues dans leur nature intime, qui se traduisent, suivant la région du névraxe lésé, par des troubles sensitifs, moteurs, intellectuels ou vasomoteurs ; ces troubles pouvant se caractériser soit par des phénomènes d'excitabilité anormale, soit par des phénomènes d'inexcitabilité (1). »

Les deux observations que nous venons de résumer répondent exactement à la théorie de la névrite ascendante. Dans le premier cas, l'irritation continue, occasionnée par le passage de la sonde, se traduisit d'abord par une fièvre consécutive, et plus tard par la propagation de l'inflammation des filets nerveux aux origines médullaires. Une myélite s'en suivit avec le cortège de symptômes rapportés plus haut. La maladie secondaire avait dans ce cas remplacé l'affection primitive, et l'observateur n'avait devant lui qu'une akinésie nouvelle. Dans le deuxième cas, la cystite chronique avait produit des effets analogues, quoique moins accentués. Mais la présence du processus morbide dans le centre rachidien se traduisait par la douleur lombaire continue, et par les symptômes semi-parétiques des extrémités inférieures.

---

(1) Talamon, *Revue nouvelle de médecine et de chirurgie*, 1879, p. 80.

Quoique le traitement de ces malades ne soit pas encore terminé, et que nous gardions l'espoir de les voir revenir s'améliorer encore, je n'en ai pas moins rapporté leurs observations, pour bien établir la différence de ces akinésies avec les premières, et la plus grande difficulté de leur guérison.

On pourrait ajouter à ces observations bon nombre d'autres paralysies secondaires. Les paralysies consécutives à une sciatique chronique ne sont pas rares à Lamalou, et s'y guérissent d'une manière générale. Comme particularité, je citerai l'observation d'une jeune femme de 24 ans, robuste paysanne, qui, à la suite d'un accouchement laborieux terminé à l'aide du forceps, et après deux jours de souffrances, resta complètement paralysée des membres inférieurs avec perte de la sensibilité. La parésie s'étendait à la vessie et au rectum, et à son arrivée à Lamalou, la malade était portée dans la piscine. Y avait-il dans ce cas traumatisme ou action réflexe? car il faut écarter l'idée d'une fièvre puerpérale, les suites de couche ayant été assez bonnes et rapidement terminées.

La paralysie dura 6 mois, et la malade guérit après deux saisons à Lamalou faites à 3 mois de distance.

Cette étude n'offrirait qu'un simple intérêt de curiosité, si nous n'en retirions pas quelques conclusions pratiques au point de vue de la thérapeutique.

En choisissant ces paralysies consécutives d'ordres divers, et de formes si disparates, j'ai voulu montrer d'abord la différence qui existe entre la guérison de chacune d'elles, ensuite l'influence considérable des eaux de Lamalou l'Ancien sur leur ensemble.

Si l'on admet que ces akinésies sont toujours le résultat d'une lésion, ou tout au moins d'un retentissement morbide dans le système nerveux cérébro-spinal, on est aussi appelé par l'observation des faits à constater que le processus morbide, quoique portant sur une même partie de l'axe médullaire, ne présente pas toujours le même caractère d'acuité, et qu'avant d'arriver à la myélite confirmée il y a des degrés dans l'intensité du mal. Par suite, les unes guérissent plus vite que les autres, et là où une cure thermale a suffi pour avoir raison de la paralysie (obs. 4, 5, 6, 7, 8), dans d'autres cas (obs. 1, 2, 3), il a fallu plusieurs saisons répétées pour mener à bien une guérison définitive.

La différence d'action de la cure thermale est plus manifeste, si l'on divise ces observations en deux classes. La première contenant les paralysies secondaires produites par une affection aiguë, d'*origine virulente* (typhus, fièvres pernicieuses, diphtérie, etc., etc.) et la deuxième classe renfermant celles qui sont consécutives à une *lésion viscérale*. L'imprégnation spinale par les agents morbides paraissant se fixer moins facilement sur la substance grise, que l'irritation ou l'inflammation progressive suivant les filets nerveux et s'établissant de la périphérie au centre.

D'une manière générale, les auteurs sont d'accord pour affirmer la guérison spontanée des paralysies secondaires. Je pense qu'à mesure que l'on groupera les observations de ce genre d'affections, on trouvera beaucoup de paralysies considérées comme primitives et qui étaient consécutives à des maladies antérieures, et que par suite diminuera la proportion des guérisons dites spontanées. D'ailleurs l'admission d'une lésion spinale conduit à un caractère de gravité autrement sérieux que celui d'une paralysie *sine materia*, et ce serait agir légèrement que de l'abandonner aux seuls efforts de la nature médicatrice, ou même après avoir épuisé les ressources de la thérapeutique usuelle, de ne pas essayer de l'action des eaux thermales.

Je voudrais faire remarquer aussi que pour que ces affections se produisent, il faut une prédisposition particulière, une manière d'être telle que la moindre excitation éveille des accidents spinaux. En général, comme je le disais au commencement de ce travail, ce sont les malades qui, par tempérament, par suite de l'hérédité ou de maladies diathésiques, sont placés dans un état d'infériorité relative. Chez eux la maladie et la convalescence ne sont souvent qu'une cause occasionnelle qui révèle la faiblesse du système nerveux constitué à l'état de *locus minoris resistantiæ*.

J'ai dit plus haut de quelles difficultés était entouré le diagnostic. Dans la première classe, il est encore facile de l'établir au moyen des antécédents. Le malade paralysé relève d'une fièvre typhoïde, d'une diphtérie, d'une variole, d'une dyssenterie grave, etc. ; nul doute que l'influence pathogénique de la première affection n'ait produit la seconde.

Le souvenir de ce qui vient de se passer explique les phénomènes actuels. L'épilogue est trop près de la fable pour qu'on ait eu le temps de l'oublier. La durée seule des symptômes parétiques et le changement du médecin traitant favoriserait l'obscurité du diagnostic. Mais dans les akinésies d'origine viscérale, quel sera le phénomène pathognomonique qui servira de base à l'étiquette à donner aux symptômes présents ? Les troubles vésicaux, gastriques, etc., qui se présentent les premiers à l'observateur, sont-ils cause ou effet ? Appartiennent-ils au début du tabes dorsalis, ou bien ces phénomènes locaux produiront-ils plus tard une myélite par névrite ascendante ? Si, dans les exemples cités, il nous paraît difficile de confondre, par suite de l'affirmation primitive de la maladie et par sa marche régulière et suivie, il n'en est pas toujours ainsi ; et pour mieux en montrer la difficulté, je choisis dans mes notes deux observations d'ataxie locomotrice à début viscéral.

11ᵉ OBSERVATION. — Ataxie locomotrice progressive, début par des symptômes vésicaux.

X... a 38 ans, rentier, tempérament nerveux, constitution bonne. Pas de maladies héréditaires, ni antécédents morbides ; excès de jeunesse. Blennorrhagies traitées par les balsamiques et les injections au nitrate d'argent ; la dernière de ces affections est suivie d'une cystite aiguë et laisse après elle une faiblesse des organes génito-urinaires. La virilité s'amoindrit et l'acte génésique ne s'accomplit qu'avec difficulté et douleurs consécutives dans le petit bassin. Plus tard, ces douleurs deviennent continues et se propagent aux membres inférieurs avec sensation d'engourdissement et de faiblesse. Cet état ne fait que s'aggraver la sensibilité des membres inférieurs diminue et disparaît, il marche sur du coton et les premiers symptômes d'incoordination apparaissent. Plus de réflexes rotuliens, incontinence d'urine, paresse du rectum ; dans l'intervalle, il a eu quelques atteintes de strabisme. Enfin, il est envoyé à Lamalou, ne marchant qu'à l'aide d'un domestique et avec une incoordination marquée des mouvements.

Traitement : 21 bains de piscine tempérée à 32° ; douches chaudes en jet sur les jambes et les pieds. Eau de Lavernière et de Capus en boisson. Cette première cure est suivie d'une amélioration générale. Les cures suivantes, que le malade vient

faire chaque année, amènent la guérison de ses douleurs fulgurantes, de ses crises gastriques et de la dyspepsie, améliorent
les symptômes vésicaux (le malade pouvant désormais retenir
les urines), et consolident sa marche qui peut avoir lieu au
moyen de deux cannes.

12° OBSERVATION. — Ataxie locomotrice avec symptômes vésicaux prédominants.

X..., 51 ans, négociant, tempérament bilioso-nerveux, constitution bonne. Pas de maladies héréditaires. Syphilis à 25 ans,
qui paraît avoir été bien soignée; marié depuis, il a eu des enfants bien portants. Début à l'âge de 41 ans par une difficulté
dans la miction; les efforts pour amener la sortie du liquide
restent sans résultats, et par contre, l'urine s'écoule quelquefois
involontairement. L'examen par la sonde ne fait reconnaître
aucun obstacle. Cet état dure deux ans et se complique de douleurs fulgurantes dans les jambes et les nerfs intercostaux; plus
tard, d'une arthrite scapulo-humérale gauche, les jambes s'affai-
blissent et deviennent lourdes, la marche est hésitante dans l'obscurité. Les réflexes rotuliens sont diminués, le malade est envoyé
à Lamalou l'Ancien avec le diagnostic suivant : Ataxie locomotrice au début. Le traitement thermal, suivi pendant 5 ou 6 ans
de suite, a amélioré les symptômes douloureux. La vessie est
restée rebelle et le malade est obligé de se sonder pour la vider
complètement. L'incoordination des mouvements n'a pas paru et
les jambes sont devenues plus fortes. Le malade avoue la néces-
sité pour lui de faire une cure tous les ans. Envoyé ailleurs après
la troisième année, il n'en a obtenu qu'une recrudescence dans
tous les symptômes.

La simple lecture et la comparaison de ces deux
observations avec les paralysies d'origine viscérale
(obs. 9 et 10) suffisent pour bien faire ressortir la
difficulté du diagnostic; il a dû arriver bien souvent
que les troubles urinaires n'aient été que l'expression symptomatique de l'une de ces affections urinaires auxquelles on est habitué à ne demander
tout d'abord que des troubles de mouvement et de
sensibilité.

Mais si ces akinésies diverses sont intéressantes

au point de vue de leur marche, de leur pronostic, et de leur diagnostic, elles ne le sont pas moins au point de vue du traitement. Ici la distinction de ces paralysies par classes devient inutile.

D'où qu'il vienne, et quelle que soit la cause qui le produit, on se trouve en face d'un processus morbide qui tend à faire élection sur la région médullaire. Et quoiqu'on ait pu dire que la tendance ordinaire de ces affections était plutôt vers le retour à la santé, il ne faut pas oublier que la fixation même passagère d'une irritation sur la substance nerveuse peut dégénérer en inflammation, altérer le névraxe, donner lieu à une prolifération conjonctive, et passer à une myélite confirmée.

Si la thérapeutique est impuissante quand l'affection médullaire est invétérée, quand la dégénérescence a épaissi et durci les tissus ou qu'elle a détruit les éléments essentiels des organes que nous ne pouvons reproduire, elle est encore assez active devant une prolifération embryonnaire, devant des exsudats gélatiniformes et mous. La thérapeutique thermale réclame à juste titre une place spéciale dans la cure de ces divers états. Elle devait, par suite de l'action profonde qu'elle exerce sur l'organisme, amener les plus heureux résultats, surtout si elle joignait à cette action générale une modification spéciale des tissus lésés.

A ce titre, la station de Lamalou l'Ancien pouvait revendiquer la spécialisation de la cure de ces affections, qu'elle avait déjà laissé entrevoir par l'amélioration qu'elle apporte dans les maladies cérébro-spinales.

On peut suivre en effet la progression de l'influence thermale en lisant nos observations. L'on y voit que là où l'inflammation légère n'a atteint que la superficie de la substance nerveuse (obs. 6, 7 et 8), la médication obtient son plein effet, et dès les premiers bains on peut assurer l'heureuse terminaison de la maladie. Dans les observations 2 et 5, l'amélioration est un peu moins rapide, l'imprégnation typhique et diphtéritique ayant été un peu plus active; et bien moins encore dans les observations 1 et 3 qui ont demandé quatre saisons consécutives à nos eaux pour assurer une guérison, qui a pourtant laissé encore quelque chose à désirer. Enfin à mesure que l'on arrive à la confirmation de la lésion médullaire (obs. 9 et 10), le succès définitif est de moins en moins certain; il faudra plus de temps pour que la débilité nerveuse se reconstitue, pour que l'état congestif de la moelle disparaisse, et encore faudra-t-il peut-être se contenter de l'amélioration qui se produit dans les ataxies locomotrices, et dont les observations 11 et 12 nous donnent un exemple.

Cette échelle d'influences médicatrices sur ces divers états fait ressortir d'une façon bien nette l'action des eaux de Lamalou l'Ancien. Action double, qui d'une part s'adresse aux phénomènes locaux, soit qu'elle diminue la congestion et que par suite elle fonde les produits inflammatoires, les exsudats plastiques encore liquides et gélatiniformes; soit qu'en désagrégeant les éléments de cette phase embryonnaire, elle n'en entrave les poussées nouvelles et les formations néo-plasmatiques; elle n'en apporte pas moins dans ces parties lésées une vitalité nouvelle, et la guérison des désordres déjà produits.

D'autre part, par la nature de ses eaux ferrugineuses, arsénicales, reconstituantes au premier chef, elles impriment à tout l'organisme une impulsion salutaire et profonde, qui favorise l'expulsion des germes morbides, excite les nerfs engourdis, relève les forces, et remet l'organisme tout entier dans un état favorable pour le retour et le maintien de la santé.

Mais pour atteindre ce résultat, pour arrêter les progrès de la maladie, il est indispensable d'instituer de bonne heure le traitement thermal. Au point d vue local, l'amélioration sera en raison directe du peu d'étendue, du peu de profondeur et pour ainsi dire de la jeunesse de la lésion spinale. Au point de vue général, il ne faut pas attendre que l'économie tout entière subisse une déchéance considérable ; il faut se souvenir que, par le fait de la maladie, de ses antécédents, de ses diathèses, le sujet est déjà dans un état d'infériorité relative que les phénomènes nouveaux vont encore augmenter, et que la première indication doit être de relever les forces du malade.

Aussi est-il d'usage à Lamalou l'Ancien de combiner l'action balnéaire avec celle de l'eau prise en boisson. Les sources de Lavernière, qui excite l'appétit et favorise la digestion, de Capus si tonique avec ses composés de fer, d'arsenic, de manganèse, etc., de l'Usclade, qui quoique moins riche en principes ferrugineux doit à sa haute température la parfaite assimilation de ses principes, et dont l'influence sur les dyspepsies est aujourd'hui hors de conteste, complètent le traitement.

Nous avons déjà expliqué dans d'autres travaux que les résultats importants obtenus dans la cure des affections cérébro-spinales tenaient à cette association tonique et reconstituante d'un côté, sédative et dissolvante de l'autre.

Les localisations secondaires qui se produisent après les maladies aiguës, pour être moins sérieuses que les scléroses qui désorganisent les tissus, n'en sont pas moins importantes, et méritaient une place spéciale à côté des affections tabétiques.

Nous avons essayé de marquer cette importance, en encadrant cette variété nosologique des paralysies dans le traitement thermal, qui nous a donné de si bons résultats ; persuadés que c'est par l'étude des faits multiples et bien observés, par leur comparaison avec des affections qui paraissent similaires, enfin par les indications précises qui en découlent, que la thérapeutique thermale de notre station affirmera de plus en plus sa spécialisation.

PARIS. — IMPRIMERIE F. LEVÉ, RUE CASSETTE. 17.